NCP

北京科技大学能源与环境工程学院　环境暴露与健康研究中心
中国环境科学研究院　环境基准与风险评估国家重点实验室　编

特殊从业人员

TESHU
CONGYE RENYUAN

新型冠状病毒肺炎暴露风险防范手册

XINXING GUANZHUANG BINGDU FEIYAN
BAOLU FENGXIAN FANGFAN SHOUCE

中国环境出版集团・北京

图书在版编目（CIP）数据

新型冠状病毒肺炎暴露风险防范手册 . 特殊从业人员 / 北京科技大学能源与环境工程学院环境暴露与健康研究中心，中国环境科学研究院环境基准与风险评估国家重点实验室编 . -- 北京 : 中国环境出版集团，2020.2

ISBN 978-7-5111-4308-2

Ⅰ . ①新… Ⅱ . ①北… ②中… Ⅲ . ①日冕形病毒－病毒病－肺炎－预防（卫生）－手册 Ⅳ . ① R563.101-62

中国版本图书馆 CIP 数据核字 (2020) 第 024214 号

出 版 人 武德凯
责任编辑 赵惠芬
责任校对 任 丽
装帧设计 彭 杉

出版发行 中国环境出版集团
（100062 北京市东城区广渠门内大街 16 号）
网 址：http://www.cesp.com.cn
电子邮箱：bjgl@cesp.com.cn
联系电话：010-67112765（编辑管理部）
发行热线：010-67125803，010-67113405（传真）

印 刷 北京中科印刷有限公司
经 销 各地新华书店
版 次 2020 年 2 月第 1 版
印 次 2020 年 2 月第 1 次印刷
开 本 880×1230 1/32
印 张 2.25
字 数 50 千字
定 价 8.00 元

编写人员

编写单位

北京科技大学能源与环境工程学院 环境暴露与健康研究中心

中国环境科学研究院 环境基准与风险评估国家重点实验室

丛书主编

段小丽 赵晓丽

分册主编

徐翔宇 郭 倩 段小丽 赵晓丽

编写组成员（以姓氏笔画为序）

马 瑾 王 颖 王贝贝 邢 奕 李 赛 李子富

陈 星 金小伟 郑方圆 赵晓丽 段小丽 姜 楠

秦 宁 徐 建 徐翔宇 郭 倩 曹素珍 常 江

董春阳 谢牧星 霍守亮 穆云松

咨询专家

吴丰昌	院士 / 研究员	中国环境科学研究院
杨功焕	研究员	中国疾病预防控制中心
潘小川	教　授	北京大学医学部
白雪涛	研究员	中国疾病预防控制中心
徐东群	研究员	中国疾病预防控制中心
许　群	教　授	中国医学科学院基础医学研究所

前 言

2019 年 12 月，武汉市发生聚集性不明原因肺炎病例，随着疫情在全国范围内的发展和扩大，经全基因组测序确认为“新型冠状病毒”，世界卫生组织将其命名为“COVID-19”。人感染了新型冠状病毒后常见体征有：呼吸道症状（包括咳嗽、气促、呼吸困难）、消化道症状及全身症状（如乏力）。在较严重病例中，感染可导致肺炎、严重呼吸道感染、呼吸衰竭，甚至死亡。

新型冠状病毒肺炎疫情的快速传播引起了党中央和国务院高度重视，国家多部门出台举措合力防控新型冠状病毒肺炎。习近平总书记对新型冠状病毒肺炎疫情作出重要指示，强调要把人民群众的生命安全和身体健康放在第一位，坚决遏制疫情蔓延势头。面对返程高峰和疫情发展形势，当前进入了疫情防控的攻坚期和关键期，各行各业的人们积极响应，个人更应当从自我防护做起，共同打赢疫情防控阻击战。

暴露科学是环境与健康领域的新兴学科，主要研究人体暴露污染物的特征和有关理论方法学。随着当前非靶向分析技术和大数据等技术的发展，对环境暴露因素的监测已经从“管中窥豹式”发展成为“全景式”，暴露组学应运而生，关注人体从出生开始的整个生命周期中对化学性、物理性和生物性因素的暴露以及自身行为因素，可以更全面系统地了解人的环境暴露特征，有针对性地进行健康风险防控。暴露组学也被认为是 21 世纪破解疾病之谜的主要切入点。北京科技大学环境暴露与健康研究中心紧密围绕“暴露科学和暴露组学”，以“减少暴露，改善健康”为宗旨，在暴露行为模式、暴露测量、环境健康风险评估与管理相关标准及政策等方面深入开展了前瞻性、系统性的研究工作。该中心负责人段小丽教授于“十二五”期间在环境保护部（现生态环境部）的支持之下， 牵头组织开展了我国首次全国范围内大规模的“中国人群环境暴露行为模式研究”，编制了首套《中国人群暴露参数手册》（成人卷）（儿童卷 0 ～ 5 岁）（儿童卷 6 ～ 17 岁），主编了《暴露参数调查技术规范》（HJ 877—2017）、《暴露参数调查基本数据集》（HJ 968—2019）等国家标准，“区域环境污染人群暴露风险防控技术及其应用”技术成果获得“ 2018 年国家科学技术进步奖二等奖”，为我国环境暴露评价和健康风险防范提供了重要的科技支撑。中国环境科学研究院环境基准与风险评估国家重点实验室是我国生态环境系统唯一的国家重点实验室，也是我国生态环境领域为数不多的重点实验室之一, 于 2011 年获科技部批准建设，2014 年通过验收。中国环境科学研究院环境基准与风险评估国家重点实验室紧密围绕国家生态文明建设和污染防治攻坚战的战略目标，面向国际科技前沿，在环境质量演变、环境基准和风险评估新理论、新技术以及管理支撑关键技术等方面开展创新研究，形成目标导向型的基础研究特色，为生态环境保护精准化管理和环境风险管控提供有力支撑。

北京科技大学环境暴露与健康研究中心、中国环境科学研究院环境基准与风险评估国家重点实验室联合，根据国务院应对新型冠状病毒肺炎疫情联防联控机制印发的《新型冠状病毒感染不同风险人群防护指南》，广泛搜集资料，经过深入的研究和悉心的整理，组织编写了《新型冠状病毒肺炎暴露风险防范手册》（以下简称《手册》）（系列），涉及环保相关从业人员、高等院校学生和教职工、特殊从业人员以及普通大众人群等。希望通过本《手册》能够提高不同从业人员对新型冠状病毒肺炎的认知，更有针对性地对不同的暴露行为予以指导，提高自我防护意识和防护水平。

疫情期间，为维护社会的有序运转和居民的正常生活，安保、司乘、环卫、社区等工作人员坚守岗位，冒着被感染的风险，默默奉献。为了科学地指导这些从业人员认识和预防新型冠状病毒肺炎，提高自我防范意识和水平，我们组织编写了《新型冠状病毒肺炎暴露风险防范手册 特殊从业人员》，进一步细化了暴露场景，根据不同行业人员的特征，提出了有针对性的防范措施，希望通过本《手册》能够为这些特殊行业人员的工作、生活等提供个人防范指导，共同打赢疫情阻击战！

在《手册》的编写过程中，得到了国内多位专家的指导，包括来自中国环境科学研究院的吴丰昌院士、来自中国疾病预防控制中心的杨功焕研究员、来自中国疾病预防控制中心的白雪涛研究员、来自中国疾病预防控制中心的徐东群研究员、来自北京大学医学部的潘小川教授和来自中国医学科学院基础医学研究所的许群教授，插图绘制得到了廊坊蜂海科技有限公司的支持，在此表示衷心的感谢。

由于时间仓促，难免有错误和不足之处，敬请谅解和批评指正，如有问题，烦请与作者联系（jasmine@ustb.edu.cn）。

编写组

2020 年 2 月 3 日

目 录

出租车司机如何做好个人防护？ /14

第六部分　环卫工人 /35

附　录　基本知识 /47

结　语 /56

参考文献 /57

1

第一部分

司乘人员

司乘相关人员作为服务工作者，每天会面对各种各样的人群，他们既需要保证乘客的正常通行，也需要做好交流工作，在此期间，他们也属于此次疫情的敏感人群，因此，提出以下防护建议以降低他们被感染的风险。

飞机司乘人员如何做好个人防护？

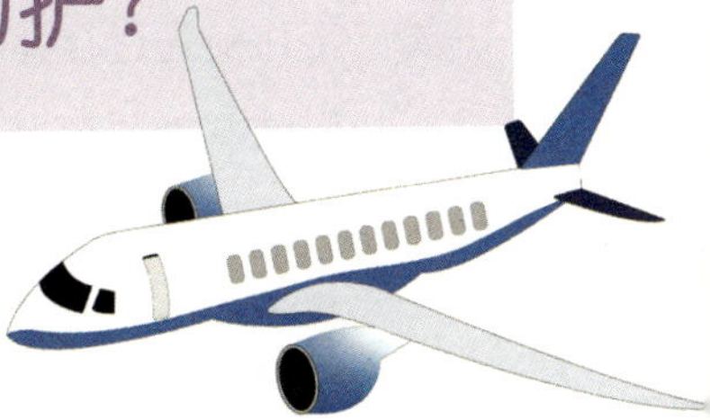

1. 飞行员如何做好个人防护？

- 工作前先进行体温测量，体温测量正常后，身着统一工作服，佩戴胸牌，佩戴好一次性医用口罩或医用外科口罩（疫情集中区佩戴 N95/KN95 口罩）、手套，对于飞行需要携带的物品资料需要做好消毒工作。
- 飞行准备会时，讨论过程中应当尽量避免与同事的非必要交流，相隔距离最好保持 1.5 米以上，并在准备会全程佩戴口罩，会议前后和传递文件前后均需使用洗手液和流水洗手。飞行前的舱前检查过程，需要全程佩戴口罩、手套，并在经常可能触碰到的地方做好消毒工作。
- 整个飞行过程中尽量佩戴口罩和手套，避免与副驾驶进行肢体接触。

- 在飞行结束后，需要佩戴口罩、手套，处理飞行相关文件，记录航班飞行信息，并再次测量体温。
- 全部任务结束后，取下口罩和手套，并将口罩和手套放入塑料袋内，喷洒75%的酒精消毒后，将塑料袋密封。随后，立即用有消毒功能的洗手液洗手。

2. 副驾驶如何做好个人防护？

- 工作前先进行体温测量，体温测量正常后，身着统一工作服，佩戴胸牌，佩戴好一次性医用口罩或医用外科口罩（疫情集中区佩戴N95/KN95口罩）、手套，对于飞行需要携带的物品资料需要做好消毒工作。
- 飞行准备会时，讨论过程应当尽量避免与同事的非必要交流，相隔距离最好保持1.5米以上，并在准备会全程佩戴口罩，会议前后和传递文件前后均需使用洗手液和流水洗手。飞行前的舱前检查过程中，需要全程佩戴口罩、手套，并在经常可能触碰到的地方做好消毒工作。
- 整个飞行过程中尽量佩戴口罩和手套，避免与飞行员进行肢体接触。
- 飞行结束后，需要佩戴口罩、手套，处理飞行相关文件，记录航班飞行信息，并再次测量体温。
- 全部任务结束后，取下口罩和手套，并将口罩和手套放入塑料袋内，喷洒75%的酒精消毒后，将塑料袋密封。随后，立即用有消毒功能的洗手液洗手。

3. 航空乘务员如何做好个人防护？

- 工作前先进行体温测量，体温测量正常后，身着统一工作服，佩戴胸牌，佩戴好医用外科口罩（疫情集中区佩戴 N95/KN95 口罩）、手套，对于飞行需要携带的物品资料需要做好消毒工作。
- 飞行准备会及做好航班签到过程中，应当尽量避免与同事的非必要交流，相隔距离最好保持 1.5 米以上，并在准备会全程佩戴口罩、手套，会议前后和传递文件前后均需使用洗手液和流水洗手。飞行前的舱前检查过程，需要全程佩戴口罩、手套，并在经常可能触碰到的地方做好消毒工作。
- 检查餐食供应品以及厨房设备、卫生等阶段，需要全程佩戴口罩、一次性手套，同机舱乘务人员之间尽量避免公用物品的交叉使用。
- 接待旅客及分发食品过程中，需要全程佩戴口罩和手套，在分发前后，均需使用洗手液和流水将手清洁消毒。
- 工作期间要及时更换口罩，一般医用口罩连续使用 4 小时需要更换，如口罩变形、损坏、被污染或潮湿后也需要及时更换。
- 飞行结束后，需要佩戴口罩、手套，处理飞行相关文件，记录相关信息，并再次测量体温。
- 全部任务结束后，取下口罩和手套，并将口罩和手套放入塑料袋内，喷洒 75% 的酒精消毒后，将塑料袋密封。随后，立即用有消毒功能的洗手液洗手。

4. 地服人员如何做好个人防护?

- 工作前先进行体温测量，体温测量正常后，身着统一工作服，佩戴胸牌，佩戴好一次性医用口罩或医用外科口罩（疫情集中区视情况佩戴 N95/KN95 口罩）、手套。
- 根据工作性质对经常容易触碰的物品进行消毒，尽量避免与同事的非必要交流。
- 与乘客交流时，要全程佩戴口罩和手套。工作期间要及时更换口罩，一般医用口罩连续使用 4 小时需要更换，如口罩变形、损坏、被污染或潮湿后也需要更换。
- 工作结束后，需要佩戴口罩、手套，处理相关文件，并再次测量体温。之后，取下口罩和手套，并将口罩和手套放入塑料袋内，喷洒 75% 的酒精消毒后，将塑料袋密封。随后，立即用有消毒功能的洗手液洗手。

火车司乘人员如何做好个人防护?

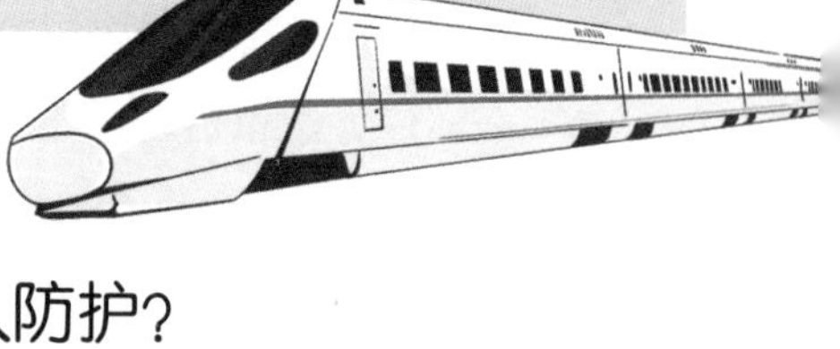

5. 列车司机如何做好个人防护?

- 工作前先进行体温测量，体温测量正常后，身着统一工作服，佩戴胸牌，佩戴好一次性医用口罩或医用外科口罩（疫情集中区视情况佩戴 N95/KN95 口罩）、手套，对于火车运行需要携带的物品资料需要做好消毒工作。

- 上火车后，要对经常可以触摸的如车把手、车门把手等地方做好消毒工作，在开车期间，尽量佩戴口罩和手套，如车内仅有自己可只佩戴手套。
- 工作结束后，需要佩戴口罩、手套，处理相关文件，并再次测量体温。之后，取下口罩和手套，并将口罩和手套放入塑料袋内，喷洒 75% 的酒精消毒后，将塑料袋密封。随后，立即用有消毒功能的洗手液洗手。

6. 列车员如何做好个人防护？

- 工作前先进行体温测量，体温测量正常后，身着统一工作服，佩戴胸牌，佩戴好医用外科口罩（疫情集中区佩戴 N95/KN95 口罩）、手套，对于火车运行需要携带的物品资料需要做好消毒工作。
- 上火车后，要对车门把手等地方做好消毒工作。
- 查验车票、核对铺位等过程中，要全程佩戴口罩、手套，并且在查验结束一轮以后，要用洗手液和流水将手清洁。
- 工作期间要及时更换口罩，一般医用口罩连续使用 4 小时需要更换，如口罩变形、损坏、被污染或潮湿后也需要更换。
- 工作结束后，需要佩戴口罩、手套，处理相关文件，并再次测量体温。之后，取下口罩和手套，并将口罩和手套放入塑料袋内，喷洒 75% 的酒精消毒后，将塑料袋密封。随后，立即用有消毒功能的洗手液洗手。

7. 乘警如何做好个人防护?

- 工作前先进行体温测量，体温测量正常后，身着统一工作服，佩戴胸牌，佩戴好医用外科口罩（疫情集中区佩戴 N95/KN95 口罩）、手套，对于火车运行需要携带的物品资料需要做好消毒工作。
- 上火车后，要对使用的常规工具做好消毒工作。
- 进行列车巡视过程中，要全程佩戴口罩、手套，并且在巡视结束一轮以后，要用洗手液和流水将手清洁。
- 遇到列车中发生安全冲突时，要全程佩戴口罩，尽快疏散人群，避免人群聚集，再进行解决处理。
- 工作期间要及时更换口罩，一般医用口罩连续使用 4 小时需要更换，如口罩变形、损坏、被污染或潮湿后也需要更换。
- 工作结束后，需要佩戴口罩、手套，并再次测量体温。之后，取下口罩和手套，并将口罩和手套放入塑料袋内，喷洒 75% 的酒精消毒后，将塑料袋密封。随后，立即用有消毒功能的洗手液洗手。

8. 餐车人员如何做好个人防护?

- 工作前先进行体温测量，体温测量正常后，身着统一工作服，佩戴胸牌，佩戴好医用外科口罩（疫情集中区佩戴 N95/KN95 口罩）、手套，对于火车运行需要携带的物品资料需要做好消毒工作。
- 上火车后，要对厨房用具进行高温消毒，确保厨房卫生。

- 餐食制作以及分发过程中，要全程佩戴口罩、手套，并且在配送一轮以后，要用洗手液和流水将手清洁消毒。
- 工作期间要及时更换口罩，一般医用口罩连续使用 4 小时需要更换，如口罩变形、损坏、被污染或潮湿后也需要更换。
- 工作结束后，需要佩戴口罩、手套，并再次测量体温。之后，取下口罩和手套，并将口罩和手套放入塑料袋内，喷洒 75% 的酒精消毒后，将塑料袋密封。随后，立即用有消毒功能的洗手液洗手。

9. 售货员如何做好个人防护?

- 工作前先进行体温测量，体温测量正常后，身着统一工作服，佩戴胸牌，佩戴好医用外科口罩（疫情集中区佩戴 N95/KN95 口罩）、手套，对于火车运行需要携带的物品资料需要做好消毒工作。
- 上火车后，要对送货车进行高温消毒，确保送货车卫生。
- 商品分发过程中，要全程佩戴口罩、手套，并且在配送一轮以后，要用洗手液和流水将手清洁消毒。
- 工作期间要及时更换口罩，一般医用口罩连续使用 4 小时需要更换，如口罩变形、损坏、被污染或潮湿后也需要更换。
- 工作结束后，需要佩戴口罩、手套，并再次测量体温。之后，取下口罩和手套，并将口罩和手套放入塑料袋内，喷洒 75% 的酒精消毒后，将塑料袋密封。随后，立即用有消毒功能的洗手液洗手。

长途客运司乘人员如何做好个人防护?

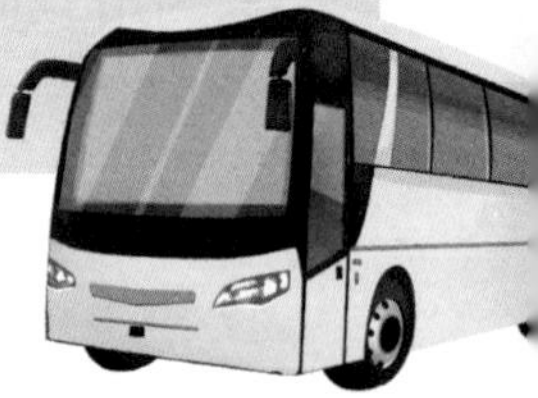

10. 客运司机如何做好个人防护?

- 工作前先进行体温测量，体温测量正常后，身着统一工作服，佩戴胸牌，佩戴好医用外科口罩（疫情集中区佩戴 N95/KN95 口罩）、手套（在疫情集中区还应当穿戴一次性防护服，包括头套、鞋套，并佩戴护目镜）。
- 上车后，要对经常可以触摸的如车把手、车门把手、手刹、脚踏板、车椅座位等地方做好消毒工作，在开车期间，要尽量全程佩戴口罩和手套。
- 工作期间要及时更换口罩，一般医用口罩连续使用 4 小时需要更换，如口罩变形、损坏、被污染或潮湿后也需要更换。
- 工作结束后，需要佩戴口罩、手套，处理相关文件，并再次测量体温。之后，取下口罩和手套，并将口罩和手套放入塑料袋内，喷洒 75% 的酒精消毒后，将塑料袋密封。随后，立即用有消毒功能的洗手液洗手。

11. 售票员如何做好个人防护?

- 工作前先进行体温测量，体温测量正常后，身着统一工作服，佩戴胸牌，佩戴好医用外科口罩（疫情集中区佩戴 N95/KN95 口罩）、手套（在疫情集中区还应当穿戴一次性防护服，包括头套、鞋套，并佩戴护目镜）。

- 上车后，要对车门把手等地方做好消毒工作，行车过程中配合司机做好车内通风。
- 在查验车票、进行找零收钱等过程中，要全程佩戴口罩、手套，并且在查验结束以后，要用免洗洗手液将手清洁消毒。
- 工作期间要及时更换口罩，一般医用口罩连续使用 4 小时需要更换，如口罩变形、损坏、被污染或潮湿后也需要更换。
- 工作结束后，需要佩戴口罩、手套，处理相关文件，并再次测量体温。之后，取下口罩和手套，并将口罩和手套放入塑料袋内，喷洒 75% 的酒精消毒后，将塑料袋密封。随后，立即用有消毒功能的洗手液洗手。

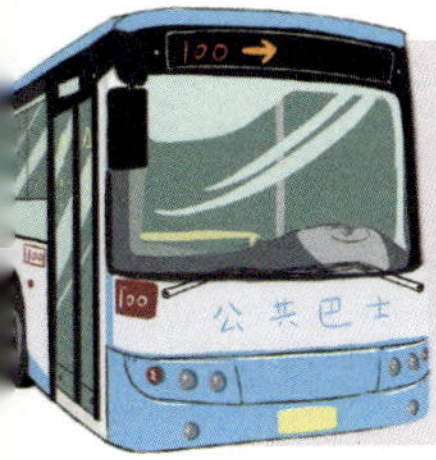

市内公交车司乘人员如何做好个人防护？

12. 公交车司机如何做好个人防护？

- 工作前先进行体温测量，体温测量正常后，身着统一工作服，佩戴胸牌，佩戴好医用外科口罩（疫情集中区佩戴 N95/KN95 口罩）、手套（在疫情集中区还应当穿戴一次性防护服，包括头套、鞋套，并佩戴护目镜）。

- 上车后，要对经常可以触摸的如车把手、车门把手、手刹、脚踏板、车椅座位等地方做好消毒工作，在开车期间，要尽量全程佩戴口罩和手套。
- 工作期间要及时更换口罩，一般医用口罩连续使用 4 小时需要更换，如口罩变形、损坏、被污染或潮湿后也需要更换。
- 工作结束后，需要佩戴口罩、手套，处理相关文件，并再次测量体温。之后，取下口罩和手套，并将口罩和手套放入塑料袋内，喷洒 75% 的酒精消毒后，将塑料袋密封。随后，立即用有消毒功能的洗手液洗手。

13. 售票员如何做好个人防护？

- 工作前先进行体温测量，体温测量正常后，身着统一工作服，佩戴胸牌，佩戴好医用外科口罩（疫情集中区佩戴 N95/KN95 口罩）、手套（在疫情集中区还应当穿戴一次性防护服，包括头套、鞋套，并佩戴护目镜）。
- 上车后，要对车门把手等地方做好消毒工作，行车过程中配合司机做好车内通风。
- 在查验车票、进行找零收钱等过程中，要全程佩戴口罩、手套，并且在查验结束以后，要用免洗洗手液将手清洁消毒。
- 工作期间要及时更换口罩，一般医用口罩连续使用 4 小时需要更换，如口罩变形、损坏、被污染或潮湿后也需要更换。
- 工作结束后，需要佩戴口罩、手套，处理相关文件，并再次测量体温。之后，取下口罩和手套，并将口罩和手套放入塑料袋内，喷洒 75% 的酒精消毒后，将塑料袋密封。随后，立即用有消毒功能的洗手液洗手。

14. 安全员如何做好个人防护？

- 工作前先进行体温测量，体温测量正常后，身着统一工作服，佩戴胸牌，佩戴好医用外科口罩（疫情集中区佩戴 N95/KN95 口罩）、手套（在疫情集中区还应当穿戴一次性防护服，包括头套、鞋套，并佩戴护目镜），对于公交车运行需要携带的物品资料需要做好消毒工作。
- 上车后，要对使用的常规工具做好消毒工作。
- 在公交车行驶过程中，要全程佩戴口罩、手套。在遇到公交车中发生安全冲突时，尽快疏散人群，避免人群聚集，再进行解决处理。
- 工作期间要及时更换口罩，一般医用口罩连续使用 4 小时需要更换，如口罩变形、损坏、被污染或潮湿后也需要更换。
- 工作结束后，需要佩戴口罩、手套，并再次测量体温。之后，取下口罩和手套，并将口罩和手套放入塑料袋内，喷洒 75% 的酒精消毒后，将塑料袋密封。随后，立即用有消毒功能的洗手液洗手。

出租车司机如何做好个人防护？

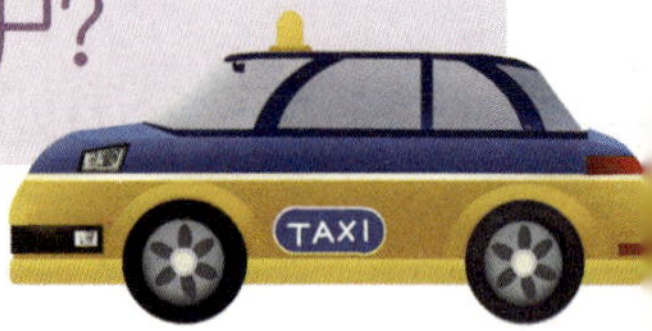

15. 出租车司机如何做好个人防护？

- 工作前先进行体温测量，体温测量正常后，身着统一工作服，佩戴胸牌，佩戴好医用外科口罩（疫情集中区佩戴 N95/KN95 口罩）、手套（在疫情集中区还应当穿戴一次性防护服，包括头套、鞋套，并佩戴护目镜）。
- 上车后，要对经常可以触摸的如车把手、车门把手、手刹、脚踏板、车椅座位等地方做好消毒工作，在开车期间，要尽量全程佩戴口罩和手套（在疫情集中区还应当穿戴一次性防护服，包括头套、鞋套，并佩戴护目镜）。在工作过程中，避免与他人的非必要身体接触和交流，行车过程中尽量保持车内通风。
- 工作期间要及时更换口罩，一般医用口罩连续使用 4 小时需要更换，如口罩变形、损坏、被污染或潮湿后也需要更换。
- 工作结束后，需要佩戴口罩、手套，处理相关文件，并再次测量体温。之后，取下口罩和手套，并将口罩和手套放入塑料袋内，喷洒 75% 的酒精消毒后，将塑料袋密封。随后，立即用有消毒功能的洗手液洗手。

第二部分

安全保卫相关人员

安全保卫的相关人员在保证社会的正常运行中发挥了重要的作用，面对疫情，他们必须要坚守岗位，在维护社会的安全稳定中需要接触各类的人群，相比待在家中的普通群众，具有更高的感染风险，因此更需要做好个人防护工作。

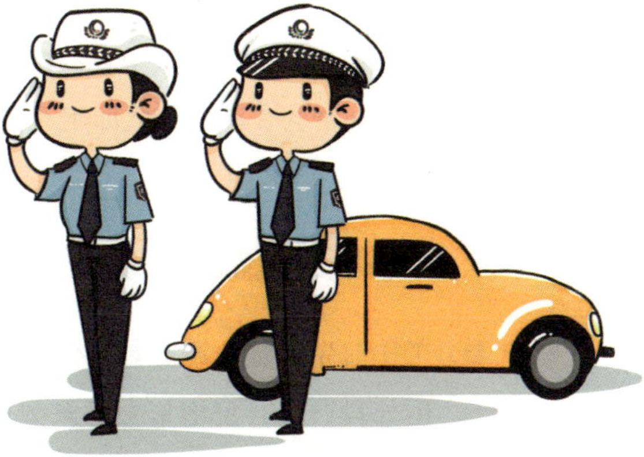

16. 交警和交管人员如何做好个人防护?

- 工作前先进行体温测量，体温测量正常后，身着统一工作服，佩戴好医用外科口罩（疫情集中区佩戴 N95/KN95 口罩）、手套（在疫情集中区还应当穿戴一次性防护服，包括头套、鞋套，并佩戴护目镜），在工作前要对工作所需物品（比如警绳、酒精检测仪等）做好消毒工作。
- 在岗期间，需要全程佩戴口罩和手套，在查处道路交通违法行为和交通事故时，需要减少与群众的直接接触，保持一定的距离。
- 在遇到交通事故造成人群聚集时，尽快疏散人群，避免人群聚集，再进行解决处理。
- 工作期间要及时更换口罩，一般医用口罩连续使用 4 小时需要更换，如口罩变形、损坏、被污染或潮湿后也需要更换。

- 工作结束后，需要再次测量体温。之后，取下口罩和手套，并将口罩和手套放入塑料袋内，喷洒 75% 的酒精消毒后，将塑料袋密封。随后，立即用有消毒功能的洗手液洗手。

17. 刑警如何做好个人防护?

- 工作前先进行体温测量，体温测量正常后，佩戴好一次性医用外科口罩（疫情集中区佩戴 N95/KN95 口罩）、手套（在疫情集中区还应当穿戴一次性防护服，包括头套、鞋套，并佩戴护目镜），在工作前要对工作所需物品比如手铐、记录本等做好消毒工作。
- 在进行刑事事故查处以及与嫌疑人进行沟通或审查的过程中，要全程佩戴口罩和手套（在疫情集中区还应当穿戴一次性防护服，包括头套、鞋套，并佩戴护目镜），并且要给嫌疑人戴好口罩，避免感染。
- 工作期间要及时更换口罩，一般医用口罩连续使用 4 小时需要更换，如口罩变形、损坏、被污染或潮湿后也需要更换。
- 工作结束后，需要佩戴口罩、手套，并再次测量体温。之后，取下口罩和手套，并将口罩和手套放入塑料袋内，喷洒 75% 的酒精消毒后，将塑料袋密封。随后，立即用有消毒功能的洗手液洗手。

18. 治安警、社区警和城管人员如何做好个人防护？

- 工作前先进行体温测量，体温测量正常后，身着统一工作服，佩戴胸牌，佩戴好医用外科口罩（疫情集中区佩戴 N95/KN95 口罩）、手套（在疫情集中区还应当穿戴一次性防护服，包括头套、鞋套，并佩戴护目镜）。
- 处理治安问题的过程中，要全程佩戴口罩和手套（在疫情集中区还应当穿戴一次性防护服，包括头套、鞋套，并佩戴护目镜），并且要督促扰乱治安的当事人也戴好口罩，避免感染。
- 工作期间要及时更换口罩，一般医用口罩连续使用 4 小时需要更换，如口罩变形、损坏、被污染或潮湿后也需要更换。
- 工作结束后，需要佩戴口罩、手套，并再次测量体温。之后，取下口罩和手套，并将口罩和手套放入塑料袋内，喷洒 75% 的酒精消毒后，将塑料袋密封。随后，立即用有消毒功能的洗手液洗手。

3

第三部分

检验检疫工作人员

当前新型冠状病毒存在无症状传播的可能，病毒的中间宿主尚未明确，而负责检验检疫、卫生检疫、动植物检疫等的工作人员，工作中会近距离接触到大量的流动人员、物资、动物等，有很高的感染风险。因此，提出以下防护建议降低他们被感染的风险。

19. 检验检疫工作人员工作前如何做好个人防护?

- 开始工作前一定要准备好符合卫生或生物安全标准的个人防护用品，如医用外科口罩或 N95/KN95 口罩、护目镜、手套、防护服、防护帽、防护鞋、面罩、手消毒剂等，穿戴前必须做气密性检查。
- 提高自我防护意识，了解工作中可能遇到的危险情况，了解工作中接触的流动人口来源，了解动物是否来自疫情爆发地区。
- 穿戴防护用品前要做好手清洁，测量体温并做好记录，体温正常才可开始工作。

20. 检验检疫工作人员工作中如何做好个人防护?

- 正确穿戴个人防护用品，工作过程中不要脱下，人员密集、人流量较大的场所要佩戴医用外科口罩，疫情严重地区佩戴 N95/KN95 口罩和手套。
- 检验检疫工作人员会与大量流动人口有近距离的接触，交流时注意保持 1.5 米的安全防护距离，需要接触他人的行李、物品时必须戴手套。

- 注意及时更换口罩、手套等防护用品，工作中一般口罩连续佩戴 4 小时后需要更换，口罩有变形、损坏、被污染或潮湿时也要更换，工作期间不用手接触自己的眼、口、鼻等部位。
- 医学排查有相关症状的可疑旅客，需要进行流行病学调查和采样时需要穿戴防护服、医用防护口罩、护目镜等。
- 动植物检疫工作人员进行携带物、货物检查时要佩戴口罩、手套等个人防护用品。
- 动植物检疫工作人员检查时要减少与他人货物接触，或指挥货主进行开箱查验，交谈时保持 1.5 米安全距离。
- 动植物检疫工作人员对可疑动植物进行查验时要严格按照检疫操作规范流程工作。
- 在养殖场、屠宰场进行防疫、免疫、检疫工作时，要戴口罩（必要时佩戴医用外科口罩或 N95/KN95 口罩）、手套等个人防护用具，非必要的情况下不接触动物活体，与动物活体接触后要避免接触他人，及时清洗消毒。
- 如近距离接触过血液、体液、粪便、排泄物等后要避免接触他人，使用过的手术器械、检疫刀具、免疫器械等按操作规程处置和清洁消毒处理。
- 检疫犬的训导员工作时也要严格佩戴个人防护用品，避免检疫犬与他人有非必要的近距离接触。

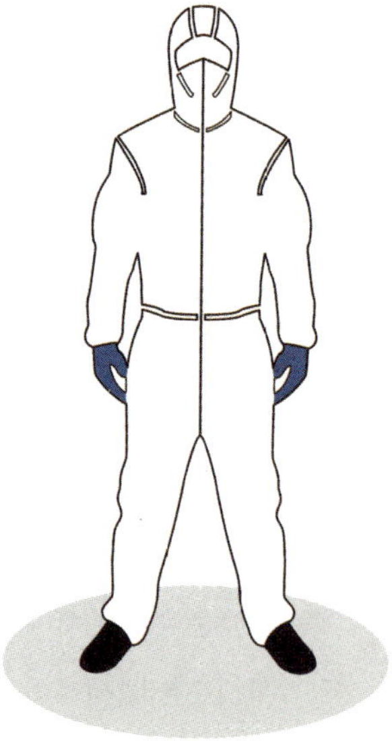

21. 检验检疫工作人员工作后如何做好个人防护？

- 工作结束后，要正确脱下防护用品，并放置在专门的固定位置。然后进行严格的洗手消毒，必要时要全身清洗。
- 工作过程中使用过的工具和仪器要做好消毒和清洁工作。
- 检疫犬的训导员要及时给检疫犬及犬舍清洁和消毒。
- 结束工作后要测量体温并做好记录，更换新的口罩、手套等个人防护用品后离开，离开路途中不要摘下口罩。

4

第四部分

街道社区工作人员

为应对当前疫情，国务院发布了《关于加强新型冠状病毒感染的肺炎疫情社区防控工作的通知》，要求充分发挥社区动员能力，有效落实综合性防控措施。包括广大社区工作人员、志愿者在内的社区工作队伍，工作中的人员接触量大、工作时间长，增加了被感染的风险，因此提出以下防护建议。

22. 街道社区工作人员工作前如何做好个人防护？

- 每位社区工作人员、志愿者从家出门前要测量体温并做好记录，体温正常才可佩戴医用外科口罩或一次性医用口罩前往社区工作场所。
- 社区工作场所要备有医用外科口罩或一次性医用口罩（疫情严重地区和人员密集区要准备医用外科口罩或 N95/KN95 口罩）、消毒剂、手套、体温计等个人防护用品和防疫用品。
- 由记录工作的工作人员自备书写用笔并随身携带，避免与他人交叉使用。

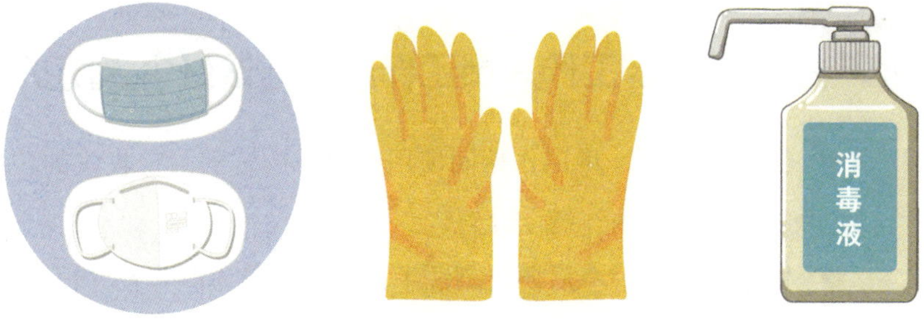

23. 街道社区工作人员工作中如何做好个人防护?

- 工作人员洗手消毒后佩戴口罩，若工作期间接触人员较多建议使用医用外科口罩或N95/KN95口罩并戴手套工作，工作期间不要脱下口罩、手套。
- 合理安排工作时间，连续工作时间不宜过长，北方地区的工作人员做好室外的保暖工作。
- 进出人员登记、询问时，与进出人员保持1.5米安全距离。
- 测量进出人员体温、问询时，如果发现有疑似来自疫情严重地区或疑似症状人员及时做好记录和汇报，工作人员要及时清洁手，并对经常接触的设施做好消毒。
- 进行走访、登记、调查时，与住户的交谈要保持1.5米安全距离，要求住户也要佩戴口罩。
- 如果接触人员较多、工作时间较长，工作期间要及时更换口罩，一般口罩连续使用4小时需要更换，如口罩变形、损坏、被污染或潮湿后也需要及时更换。

24. 街道社区工作人员工作后如何做好个人防护?

- 工作结束后，将工作期间使用的口罩放置到固定收集的垃圾桶或垃圾袋内，统一处置。
- 脱下口罩、手套后要立刻洗手消毒，测量体温并做好记录。
- 离开时最好不继续使用工作期间使用的口罩，使用个人的或新的口罩，离开时也建议戴手套，离开路上全程不要取下手套、口罩。

5

第五部分

快递、送餐工作人员

快递员、外卖员为人们的生活提供了极大的便利，也是当前疫情情况下流动性较高的工作人员，经常出入于公共场所，接触的人员也较为复杂，不妥善防护会有较高的被感染风险。因此，提出以下防护建议以供参考。

25. 快递员、送餐员工作前如何做好个人防护?

- 快递员工作开始前需测量体温，并做好记录。
- 准备好个人防护用品，包括医用口罩、手套（建议使用可擦拭清洁的手套）、免洗的洗手消毒剂、消毒棉片等，可能的情况下，建议准备医用外科口罩或更高防护等级的 N95/KN95 口罩。
- 运送车辆使用 75% 酒精或含氯消毒剂消毒清洁，特别是扶手、门把手、拉链处要仔细清洁消毒。

26. 快递员、送餐员工作中如何做好个人防护?

- 戴口罩、手套前要洗手消毒，使用 75% 酒精或含氯消毒剂清洁手机及其他移动终端设备的表面。
- 快递或送餐投递时，提前通过手机联系收件人做好沟通，尽量不要进入小区内投送，联系收件人到小区外或门口的宽敞通风处投送，减少与收件人的接触时间，接触期间不要摘下口罩和手套。

- 将物品投送至集中投送点时，接触过公共设施表面后要及时清洁双手。
- 工作期间使用移动终端、手机等设备和工具后，要使用携带的消毒棉片清理，同时洗手消毒。
- 保持良好的卫生习惯，工作期间不用手接触口、眼、鼻，避免在人员聚集处停留。
- 及时更换连续使用时间过长的口罩，一般连续使用 4 小时需要更换，如口罩变形、损坏、被污染或潮湿后也需要更换。同时，也要做好室外保暖措施，不要连续工作时间过长。
- 工作时要主动提示收件人做好戴口罩等防护措施。
- 工作中不随意丢弃更换的口罩、手套、其他包装等废弃物，将废弃物按垃圾分类的要求丢弃，或丢弃到指定的垃圾桶中。

27. 快递员、送餐员工作后如何做好个人防护？

- 工作结束后脱下个人防护用品后及时洗手消毒，有条件的话洗澡清洁，测量体温并做好记录。如出现可疑症状，应立刻停止工作，向管理人员报告。
- 及时使用 75% 酒精擦拭钥匙、手机、移动终端表面，使用含氯消毒剂对保温箱、运输车辆等工具消毒清洁。
- 要保障居所的清洁和通风，特别是在集体宿舍居住时，要注意个人物品放置，加强清洁消毒和室内通风。

6

第六部分

环卫工人

环卫工人在抗击疫情的关键时刻是保障好“环卫防线”的基本，他们坚守在环卫岗位，从事着垃圾的清扫、收运、公共场所的消毒工作。一般区域的环卫工人属于中等风险人群，特殊区域的清扫保洁人员属于高风险人群，特殊区域的机扫保洁人员属于中等风险人群。他们需要切实可行的防护措施预防本次新型冠状病毒感染，保障生命健康。

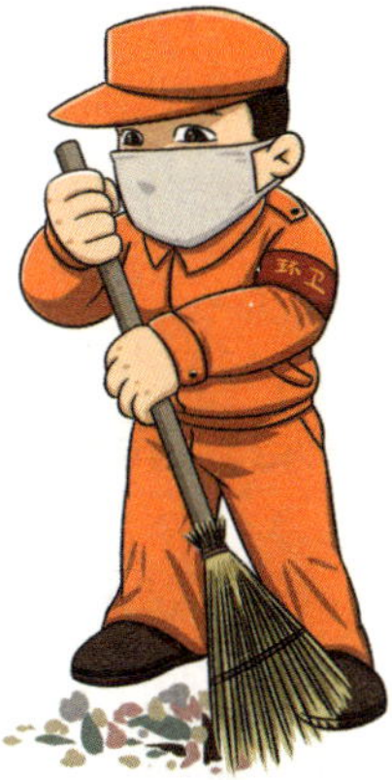

道路清扫保洁人员如何做好个人防护？

28. 道路清扫保洁人员工作前如何做好个人防护？

- 出门前先进行体温测量，体温测量正常后，身着统一的环卫工作服，佩戴胸牌以及反光安全标志，一般区域的工作人员要准备好医用外科口罩、手套、工作鞋等个人防护用具。特殊区域的工作人员需要准备好医用防护口罩（该类口罩短缺时，可选用符合 N95/KN95 及以上标准的颗粒物防护口罩替代）、橡胶手套、护目镜、工作鞋、防护服，包括头套、鞋套。

- 前往作业的路上，尽可能不摘口罩、手套，尽量不用手触碰眼、口、鼻等处。

29. 道路清扫保洁人员工作中如何做好个人防护？

- 清扫保洁的整个过程中，切忌摘除口罩、手套，切忌用手触碰眼、口、鼻等处，如有特殊情况，请先将手套摘除，再用消毒洗手液或肥皂和流水洗手后方可触碰。
- 在道路清扫期间，如遇地面上的零星垃圾，特别是弃用口罩、手套等医疗垃圾，必须使用作业工具挟起后置于保洁车内，切忌徒手捡拾。
- 在人群密集的场所作业时，应当错峰待人群分散后再继续保洁。
- 在清扫保洁过程中，需要与工友保持 1.5 米以上的安全距离，避免非必要交流，切勿扎堆聚集。
- 在公休点进行休息时，应当先进门再脱下手套和口罩，并及时洗手，避免与其他工友近距离接触和交谈。
- 工作期间要及时更换口罩，一般医用口罩连续使用 4 小时需要更换，如口罩变形、损坏、被污染或潮湿后也需要更换。

30. 道路清扫保洁人员工作后如何做好个人防护？

- 保洁结束后，要对清扫保洁工具进行全面消毒处理。
- 完成作业后，应当再次监测体温并做好记录。
- 返回后，立即取下口罩和手套，并将口罩和手套放入塑料袋内，喷洒 75% 的酒精消毒后，将塑料袋密封。随后，立即用有消毒功能的洗手液或肥皂和流水洗手（从特殊区域返回的人员应当全面洗澡）。

道路机扫保洁人员如何做好个人防护？

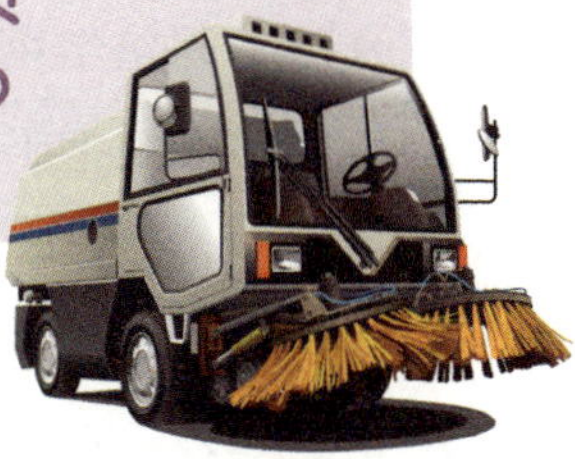

31. 道路机扫保洁人员工作前如何做好个人防护？

- 出门前先进行体温测量，体温测量正常后，身着统一的环卫工作服，准备好医用外科口罩、手套、工作鞋等个人防护用具。
- 在作业开始前，领取调度单和取车的整个过程要全程保持佩戴口罩和手套，并与其他工友保持一定的距离。
- 正式作业前，要对保洁车的车门把手、车把手、车椅座位等容易触摸的地方进行消毒。

32. 道路机扫保洁人员工作中如何做好个人防护？

- 在机扫的整个过程中，切忌摘除口罩、手套，切忌用手触碰眼、口、鼻等处，如有特殊情况，请先将手套摘除，再用免洗洗手液洗手后方可触碰。
- 机扫保洁过程中，避免非必要的交流，切勿扎堆聚集。
- 工作期间要及时更换口罩，一般医用口罩连续使用 4 小时需要更换，如口罩变形、损坏、被污染或潮湿后也需要更换。

33. 道路机扫保洁人员工作后如何做好个人防护？

- 保洁结束后，对保洁车容易触碰的地方如车把手、车座椅、车门把手等进行全面消毒处理，并对整个环卫车进行清洗和消毒。
- 完成作业后，在填写相关资料时，应该使用个人专用文具进行填写，避免由于使用公共物品造成的交叉感染。
- 填写资料之后，应当再次监测体温并做好记录。
- 返回家中后，立即取下口罩和手套，并将口罩和手套放入塑料袋内，喷洒 75% 的酒精消毒后，将塑料袋密封。随后，立即用有消毒功能的洗手液或肥皂和流水洗手（从特殊区域返回的人员应当全面洗澡）。

公共场所清扫保洁人员如何做好个人防护？

34. 公共场所清扫保洁人员工作前如何做好个人防护？

工作前先进行体温测量，体温测量正常后，身着统一的工作服，一般区域的工作人员要准备好医用外科口罩、手套、工作鞋等个人防护用具。特殊区域的工作人员需要准备好符合 N95/KN95 及以上标准的颗粒物防护口罩、橡胶手套、护目镜、工作鞋、防护服，包括头套、鞋套。检查工作用具是否齐全，能否正常使用，如存在问题，应及时更换或维修。

35. 公共场所清扫保洁人员工作中如何做好个人防护？

- 清扫保洁的整个过程中，切忌摘除口罩、手套，切忌用手触碰眼、口、鼻等处，如有特殊情况，请先将手套摘除，再用消毒洗手液或肥皂和流水洗手后方可触碰。
- 在公共场所清扫期间，如遇地面上的零星垃圾，特别是弃用口罩、手套等医疗垃圾，必须使用作业工具挟起后置于保洁车内，切忌不能徒手捡拾。

- 在人群密集的场所时，应当错峰待人群分散后再继续保洁，尽量避免与人群近距离接触，避免交叉感染。
- 在清扫保洁过程中，需要与工友保持 1.5 米以上的距离，避免非必要交流，切勿扎堆聚集。
- 在公休点进行休息时，应当先进门再脱下手套和口罩，并及时洗手，避免与其他工友近距离接触和交谈。
- 工作期间要及时更换口罩，一般医用口罩连续使用 4 小时需要更换，如口罩变形、损坏、被污染或潮湿后也需要更换。

36. 公共场所清扫保洁人员工作后如何做好个人防护？

- 保洁结束后，对清扫保洁工具进行全面消毒处理。
- 完成作业后，应当再次监测体温，并做好记录。
- 返回家中后，立即取下口罩和手套，并将口罩和手套放入塑料袋内，喷洒 75% 的酒精消毒后，将塑料袋密封。随后，立即用有消毒功能的洗手液或肥皂和流水洗手（从特殊区域返回的人员应当全面洗澡）。

垃圾收运人员如何做好个人防护?

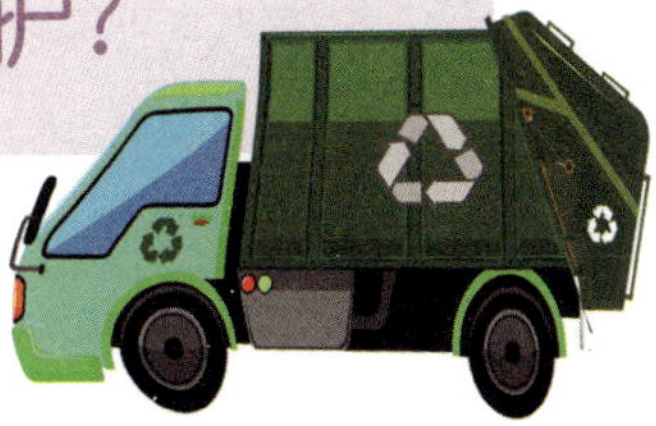

37. 垃圾收运人员工作前如何做好个人防护?

工作前先进行体温测量，体温测量正常后，身着统一的工作服。垃圾收运前要对垃圾收运工具进行消毒，并准备好酒精、消毒液、口罩、手套等防护用品。

38. 垃圾收运人员工作中如何做好个人防护?

- 一般区域的生活垃圾：在垃圾收运的整个过程中，切忌摘除医用外科口罩、手套，切忌用手触碰眼、口、鼻等处，如有特殊情况，请先将手套摘除，再用消毒洗手液或肥皂和流水洗手后方可触碰；口罩脏污、变形、损坏、潮湿或有异味时要及时更换。
- 特殊区域的生活垃圾：在垃圾收运的整个过程中，切忌摘除口罩、手套，切忌用手触碰眼、口、鼻等处，如有特殊情况，请先将手套摘除，再用消毒洗手液或肥皂和流水洗手后方可触碰。注意特殊区域的垃圾（生活垃圾）需要先消杀，再收运。

- 医疗废物：医疗废物运送人员在收运医疗废物时，应全程佩戴手套、医用防护口罩（该类口罩短缺时，可选用符合 N95/KN95 及以上标准的颗粒物防护口罩替代），佩戴护目镜，穿戴防护服，检查医疗卫生机构是否按规定将医疗废物进行包装、标识，并盛装于周转箱内，不得打开包装袋取出医疗废物。
  - ▲ 对包装破损、包装外表污染或未盛装于周转箱内的医疗废物，医疗废物运送人员应当要求医疗卫生机构重新包装、标识，并盛装于周转箱内。拒不按规定对医疗废物进行包装的，运送人员有权拒绝运送，并向当地有关部门报告。
  - ▲ 在运送过程中，应当尽量避开人口密集区域和交通拥堵道路。
  - ▲ 在医疗废物装卸时，尽可能采用机械作业，减少人工操作。

39. 垃圾收运人员工作后如何做好个人防护？

- 垃圾收运结束后，对个人防护用品采用含氯消毒剂进行全面消毒处理。
- 作业完成后，对垃圾收集容器、收运车辆及装载工具进行冲洗、消毒（医疗废物运送专用车每次运送完毕，应在处置单位内对车厢内壁进行消毒，喷洒消毒液后密封至少 30 分钟）。
- 完成作业后，应当再次监测体温并做好记录。
- 一次性用品使用后，应当放置于用于集中收集的垃圾桶或垃圾袋内，然后集中焚烧处理。

- 返回后，立即取下口罩和手套，并将口罩和手套放入塑料袋内，喷洒 75% 的酒精消毒后，将塑料袋密封。随后，立即用有消毒功能的洗手液洗手（疫情集中区进行垃圾收运后应当全面洗澡）。

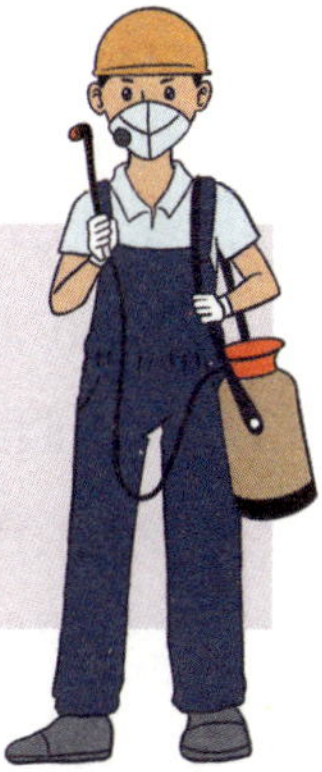

公共场所消毒人员如何做好个人防护？

40. 公共场所消毒人员工作前如何做好个人防护？

出门前先进行体温测量，体温测量正常后，身着统一的工作服，一般区域的工作人员要准备好医用外科口罩、橡胶手套、工作鞋等个人防护用具。特殊区域的工作人员需要准备好符合 N95/KN95 及以上标准的颗粒物防护口罩、橡胶手套、护目镜、工作鞋、防护服，包括头套、鞋套。检查消毒相关用具是否齐全，能否正常使用，如存在问题，应及时更换或维修。

41. 公共场所消毒人员工作中如何做好个人防护？

- 在整个消毒过程中要全程佩戴口罩、手套，穿好防护服。对于果皮箱、玻璃钢垃圾桶、塑料垃圾桶、小型垃圾屋等垃圾收集容器，每天用水清洗，并用含氯消毒溶液消毒。

- 在公共厕所进行消毒时，每天要用含氯消毒剂溶液对公厕全面喷洒消毒，或采用含氯消毒剂对公厕地面、蹲位、门把手、水阀等部位进行擦拭或湿拖，对清洁工具进行浸泡消毒。保持公共厕所内部的良好通风，保持排气，避免消毒水浓度过高导致眩晕。
- 在人群密集的场所，应当错峰待人群分散后再进行消毒。
- 在消毒过程中，需要与工友保持 1.5 米以上的距离，在工作过程中减少交流，切勿扎堆聚集。
- 工作期间要及时更换口罩，一般医用口罩连续使用 4 小时需要更换，如口罩变形、损坏、被污染或潮湿后也需要更换。

42. 公共场所消毒人员工作后如何做好个人防护?

- 消毒结束后，要对消毒工具以及个人防护用品进行全面消毒处理。
- 完成作业后，应当再次监测体温，并做好记录。
- 返回后，立即取下口罩和手套，并将口罩和手套放入塑料袋内，喷洒 75% 的酒精消毒后，将塑料袋密封。随后，立即用有消毒功能的洗手液或肥皂和流水洗手（从特殊区域返回的人员应当全面洗澡）。

附　录

基本知识

1. 什么是新型冠状病毒肺炎？

冠状病毒是一种在动物与人类之间传播的人畜共患病毒，在自然界中广泛存在。由于它们在电子显微镜下头戴“皇冠”，所以将其命名为冠状病毒。

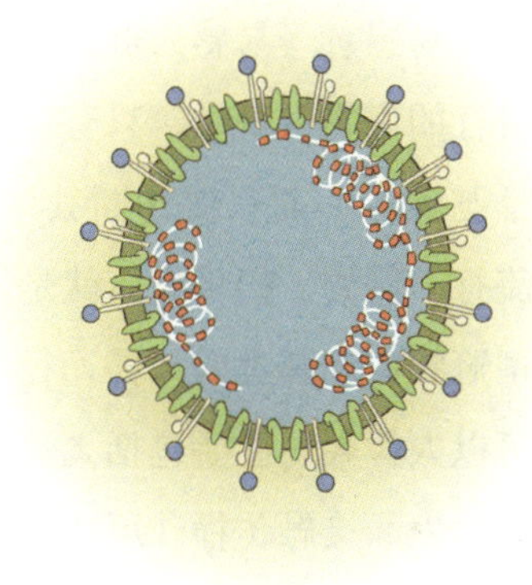

新型冠状病毒是以前从未在人体中发现的冠状病毒新毒株。世界卫生组织将此次中国武汉检出的病毒命名为“COVID-19”。2019 新型冠状病毒属于 β 属的新型冠状病毒，有包膜，颗粒呈圆形或椭圆形，常为多形性，直径为 60 ～ 140 纳米，其基因特征与严重急性呼吸综合征相关的冠状病毒（SARSr-CoV）和中东呼吸综合征相关冠状病毒（MERSr-CoV）有明显区别。

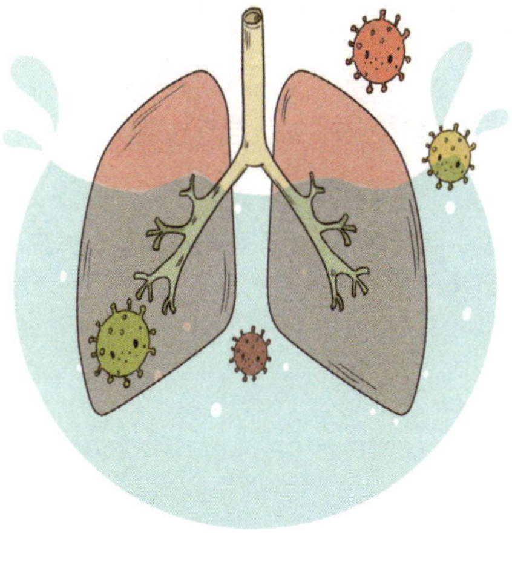

新型冠状病毒肺炎是指新型冠状病毒感染导致的肺炎。人感染了新型冠状病毒后，常见体征有呼吸道症状，包括咳嗽、气促、呼吸困难，还有消化道症状及全身症状（如乏力）。在较严重的病例中，感染可导致肺炎、严重呼吸道感染、呼吸衰竭，甚至死亡。

2. 新型冠状病毒肺炎的主要传播途径有哪些？

任何一种传染病的传播都必须满足三个环节，即传染源、传播途径和易感者（易感人群）。这三个环节是构成传染病在人群中发生和流行的生物学基础，只有这三个环节同时存在，传染病才可能造成传播与流行，而只要切断其中的任何一个环节，传染病就不能传播与流行。例如，接种疫苗就是为了保护易感人群，从而不得传染病。新型冠状病毒肺炎的传播途径，最初可能来源于野生动物，目前已发现可以人传人，主要包括飞沫传播（打喷嚏、咳嗽等）、气溶胶传播和物体表面接触传播（用接触过病毒的手挖鼻孔、揉眼睛等）三种，也存在粪口传播的风险。

表 1　新型冠状病毒肺炎的三种传播途径

传播途径	传播方式
飞沫传播	患者打喷嚏、咳嗽、说话的飞沫，乃至呼出的气体，近距离接触直接吸入可以导致感染
气溶胶传播	飞沫混合在空气中，形成气溶胶，吸入后导致感染
物品表面接触传播	飞沫沉积在物品表面，手接触污染后，再接触口腔、鼻腔、眼睛等黏膜，导致感染

3. 新型冠状病毒肺炎的主要早期症状有哪些？

新型冠状病毒肺炎一般症状有发热、乏力、干咳，逐渐出现呼吸困难；部分患者起病症状轻微，甚至可无明显发热。严重症状有急性呼吸窘迫综合征、脓毒症休克、难以纠正的代谢性酸中毒、凝血功能障碍。除了以上发病症状外，还有可能发病症状“不典型”，例如仅以消化系统症状为首发表现，如轻度乏力、精神差、恶心呕吐、腹泻；以神经系统症状为首发表现，如头痛；以心血管系统症状为首发表现，如心慌、胸闷等；以眼科症状为首发表现，如结膜炎；或仅有轻度四肢或腰背部肌肉酸痛等。

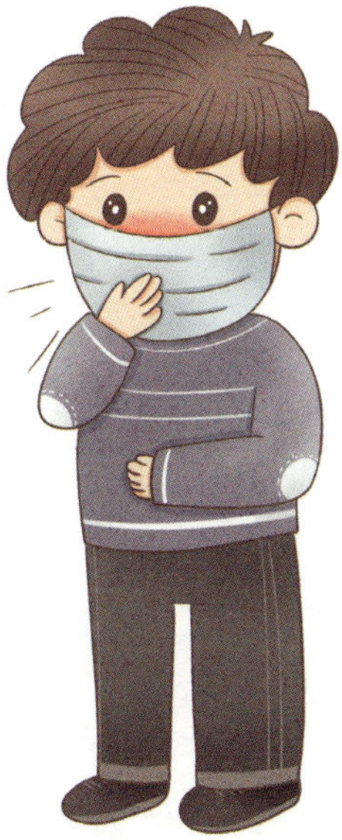

4. 如何区分普通感冒、流行性感冒与新型冠状病毒肺炎？

新型冠状病毒肺炎早期患者存在的头痛、鼻塞、打喷嚏、咳嗽等症状，普通感冒和流行性感冒也有，但它们之间其实是有明确区别的。表 2 从不同方面具体列举了三种病症的区别。

表 2　普通感冒、流行性感冒与新型冠状病毒肺炎的区别

	普通感冒	流行性感冒	新型冠状病毒肺炎
病原体	鼻病毒等多种病原体	流行性感冒病毒	新型冠状病毒（COVID-19）
一般症状	咽痛、喷嚏、流涕、鼻塞、咳嗽等	发热、头痛、肌痛和全身不适	以发热、乏力、干咳为主，少数患者伴有鼻塞、流涕、咳嗽
发热症状	一般无发热或只有低热	高热可达 39 ~ 41℃	部分患者仅表现为低热，重型、危重型患者病程中可为中低热，甚至无明显发热
全身症状	一般没有	全身肌肉酸痛	病情加重会有头痛、肌肉酸痛、关节酸痛，气促、呼吸困难、胸闷、结膜充血、恶心、呕吐、腹泻、腹痛
自愈情况	一般 5 ~ 7 天自愈	有自限性，但易引发肺炎等并发症	目前存在轻症病例和无症状感染者，多在 1 周后恢复
流行性	小规模传染，一般不流行	大范围流行	（1）发病前 14 天内有武汉市或其他有本地病例持续传播地区的旅行史或居住史；（2）发病前 14 天内曾接触过来自武汉市或其他有本地病例持续传播地区的发热或有呼吸道症状的患者；（3）存在聚集性发病或与已确诊病例、轻症病例和无症状感染者有流行病学关联
易感人群	各类人群普遍易感，全年皆可感染	老年人、儿童、慢性病患者	人群普遍易感，老年人及有基础疾病者感染后病情较重，儿童及婴幼儿也有发病

来自：腾讯网，https://new.qq.com/omn/20200201/20200201A0KV7Z00.html

5. 哪些人群是新型冠状病毒肺炎的敏感人群?

所有人群普遍对新型冠状病毒易感，但是否感染还取决于接触机会。老年人及有基础疾病者感染后病情较重。

6. 哪些人群属于新型冠状病毒肺炎的密切接触者?

- 与病例共同居住、学习、工作或其他有密切接触的人员。
- 诊疗、护理、探视病例时，未采取有效防护措施的医护人员、家属或其他与病例有类似近距离接触的人员。
- 病例同病室的其他患者及其陪护人员。
- 与病例乘坐同一交通工具并有近距离接触的人员。
- 现场调查人员，经评估认为符合条件的人员。

7. 什么是新型冠状病毒的无症状感染者?

目前，在对病例密切接触者的观察过程中，发现有一些观察对象未表现上述相关症状，但是新型冠状病毒核酸检测呈阳性，被称为无症状感染者。还有一些病人发热不明显，偶尔干咳或者乏力。由于无症状感染者也具有一定病毒传播力,因此要严格进行隔离和医学观察。

8. 怀疑自己感染了新型冠状病毒怎么办?

首先不要去人群密集的地方，戴上口罩，与家人保持好距离，注意通风，注意个人卫生，到就近的定点救治医院发热门诊就诊。就诊时主动告诉医生接触过哪些人，配合医生开展调查。

9. 怀疑身边人感染了新型冠状病毒怎么办？

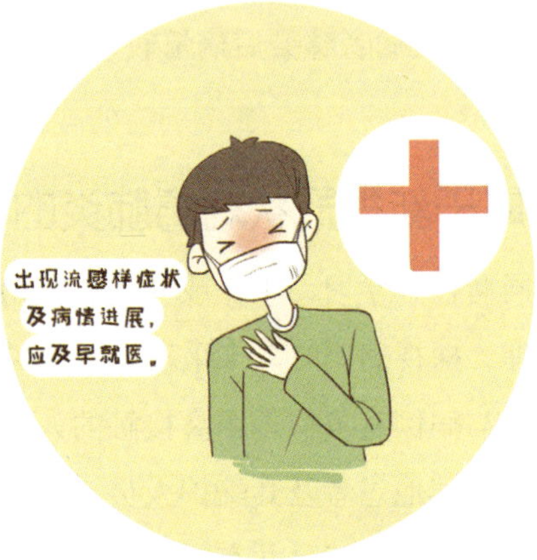

如果怀疑身边的人感染了新型冠状病毒，首先要戴好口罩，与其保持好一定距离，同时建议对方戴好口罩，到就近的定点救治医院发热门诊接受治疗。

10. 有其他疾病是否该去医院就医？

如果可以自我康复或自行诊治疾病，建议在家中自行治疗，避免前往医院造成交叉感染。如必须前往医院就医，必须佩戴口罩，应在进入医院前观察医院发热门诊位置，避免错误靠近发热门诊附近的病人，同时避免与其他有呼吸道病症的人有近距离接触，离开医院后密切注意自身是否出现发热及咳嗽等症状。

11. 疫情爆发期间，如何调整自己的心态？

- 关注可靠信息，学习科学知识，不要盲目恐惧。
- 维持规律作息，合理安排生活，追求内心充实。
- 科学调适心理，摆脱负性情绪，保持平和心态。

12. 如何正确获取疫情信息？

通过政府、权威机构发布的信息，了解本次新型冠状病毒肺炎疫情、防控知识等相关信息。减少对疫情信息的过度关注，减少不科学信息对自己的误导， 不信谣、不传谣，对散播谣言的行为坚决抵制和纠正。

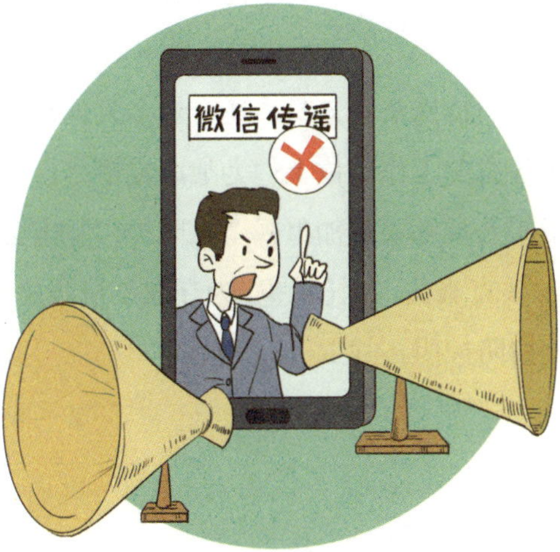

结 语

万众一心，没有翻不过的山；心手相牵，没有跨不过的坎。疫情就是命令，防控就是责任。疫情发生以来，党中央高度重视，始终把人民群众的生命安全和身体健康放在第一位，有关部门各司其职， 军队积极支援地方疫情防控，各地区成立了党政挂帅的领导小组， 广大医务人员无私奉献、英勇奋战，广大人民群众众志成城、团结奋战，打响了疫情防控的人民战争，打响了疫情防控的总体战，全国形成了全面动员、全面部署、全面加强疫情防控工作的局面。在党中央集中统一领导下，在各方面共同努力下，防控工作正有力开展。除了本册中所涉及的特殊从业人员，还有许多人也在抗击疫情的关键时期依然坚守在各自的工作岗位上，为战胜疫情尽自己的一份力。所有坚守岗位的工作人员都要更加重视个人防护，坚定必胜信念，更加团结，更加坚强，共克难关，共托希望，为夺取疫情防控胜利贡献力量，齐心协力打赢疫情防控阻击战！

参考文献

[1] 中国疾病预防控制中心 . 新型冠状病毒的肺炎公众防护指南 . 北京：人民卫生出版社，2020.

[2] 国家卫生健康委疾控局 . 不同人群预防新型冠状病毒感染口罩选择和使用技术指引 . 2020.

[3] 国家卫生健康委疾控局 . 新型冠状病毒感染不同风险人群防护指南 . 2020.

[4] 生态环境部 . 应对新型冠状病毒感染的肺炎疫情应急监测方案 . 2020.

[5] 江苏省生态环境厅 . 应对新型冠状病毒感染的肺炎疫情生态环境现场监测防护工作要求（试行）. 2020.

[6] 北京市环境保护监测中心 . 应对新型冠状病毒感染的肺炎疫情生态环境监测防护工作指南 . 2020.

[7] 国家环境保护总局 . 医疗废物集中处置技术规范（试行）. 环发〔2003〕206 号文件 .

[8] 生态环境部 . 新型冠状病毒感染的肺炎疫情医疗废物应急处置管理与技术指南（试行）. 2020.

[9] 国家林业局 . 陆生野生动物疫源疫病监测规范（试行）. 2006.

[10] 厦门市市政园林局 . 厦门市环卫工人防控新型冠状病毒感染的肺炎知识指南 . 2020.

[11] 段小丽 . 暴露参数的研究方法及其在环境健康风险评估中的应用 . 北京：科学出版社，2011.

[12] 环境保护部 . 中国人群环境暴露行为模式研究（成人卷）. 北京：中国环境出版社，2013.

北京科技大学
环境暴露与健康研究中心

北京科技大学环境暴露与健康研究中心以“减少暴露，改善健康”为宗旨，长期致力于“环境污染人体暴露与健康风险评估”领域，在暴露行为模式、暴露测量和健康风险评估、“环境污染的健康效应”以及“环境基准、环境健康风险评估与管理相关标准及政策”等方面深入开展了前瞻性、系统性的研究工作。在环境保护部（现生态环境部）的支持之下，该中心负责人段小丽教授牵头组织开展我国首次全国范围内大规模的“中国人群环境暴露行为模式研究”，编制我国首套人群暴露参数手册，主编了《暴露参数调查技术规范》（HJ 877—2017）、《暴露参数调查基本数据集》（HJ 968—2019）等标准，相关技术成果“区域环境污染人群暴露风险防控技术及其应用”获得“2018 年国家科学技术进步奖二等奖”，为我国环境暴露评价和健康风险防范提供了重要的科技支撑。

中国环境科学研究院
环境基准与风险评估国家重点实验室

中国环境科学研究院环境基准与风险评估国家重点实验室是我国生态环境系统唯一的国家重点实验室，也是我国生态环境领域为数不多的重点实验室之一。重点实验室于 2011 年获科技部批准建设，2014 年通过验收，2015 年通过科技部组织的第一次综合评估。

实验室紧密围绕环境基准与风险评估领域研究的发展趋势，以国家战略目标和重大科技需求为导向，以提升原创性的基础和应用基础研究能力为目标，以建设具有国际影响的开放型环境基准与风险评估高层次优秀人才培养基地和具有国际影响力的创新团队为主要任务，从“区域 / 流域环境质量演变规律和分区理论”“环境基准”“环境风险评估理论与技术”三个方向开展基础、应用基础研究和基础性工作。

新形势下，实验室紧紧围绕国家生态文明建设和污染防治攻坚战的战略目标，面向国际科技前沿，在环境质量演变、环境基准和风险评估新理论、新技术，以及管理支撑关键技术等方面开展创新研究，充分发挥行业部门国家重点实验室的特点和优势，形成目标导向型的基础研究特色，为国家生态环境保护精准化管理和生态环境风险管控提供有力支撑。